AF502440

MÉMOIRE

SUR L'ACCOUCHEMENT

PAR DILATATION FORCÉE

DU COL DE L'UTÉRUS.

Par M. le Docteur DUPARCQUE,

CHEVALIER DE LA LÉGION-D'HONNEUR, MEMBRE EX-PRÉSIDENT DE L'ATHÉNÉE
ET DE LA SOCIÉTÉ DE MÉDECINS DE PARIS, DE L'ASSOCIATION DES MÉDE-
CINS ET DE LA COMMISSION D'HYGIÈNE DU 3e ARRONDISSEMENT;
MEMBRE CORRESPONDANT DE L'ACADÉMIE D'AMIENS, DE LA
SOCIÉTÉ DE MÉDECINE DE BORDEAUX, CORRES-
PONDANT ÉTRANGER DE L'ACADÉMIE
ROYALE DE MÉDECINE
DE TURIN,
ETC.

PARIS

IMPRIMERIE JULES-JUTEAU ET Cie, RUE SAINT-DENIS, 341.

1861.

MÉMOIRE

SUR L'ACCOUCHEMENT

PAR DILATATION FORCÉE

DU COL DE L'UTÉRUS.

Par M. le Docteur **DUPARCQUE,**

CHEVALIER DE LA LÉGION-D'HONNEUR, MEMBRE EX-PRÉSIDENT DE L'ATHÉNÉE
ET DE LA SOCIÉTÉ DE MÉDECINS DE PARIS, DE L'ASSOCIATION DES MÉDE-
CINS ET DE LA COMMISSION D'HYGIÈNE DU 3e ARRONDISSEMENT;
MEMBRE CORRESPONDANT DE L'ACADÉMIE D'AMIENS, DE LA
SOCIÉTÉ DE MÉDECINE DE BORDEAUX, CORRES-
PONDANT ÉTRANGER DE L'ACADÉMIE
ROYALE DE MÉDECINE
DE TURIN,
ETC.

1861

MÉMOIRE

SUR L'ACCOUCHEMENT PAR DILATATION FORCÉE

DU COL DE L'UTÉRUS

Par M. le Docteur DUPARCQUE.

Ce Mémoire, commencé il y a une quinzaine d'années, restait enfoui dans nos archives particulières. La question de l'opération césarienne qui vient d'être soulevée à l'Académie de Médecine de Paris, nous engage à le mettre au jour. Il a pour sujet l'accouchement par dilatation forcée du col de l'utérus comme moyen d'opérer l'accouchement par les voies naturelles, dans les cas où il est urgent, pour la conservation de l'enfant, d'obtenir son extraction du sein maternel qui va devenir son tombeau.

Ainsi, dans les métrorrhagies par implantation du placenta sur le col de l'utérus ou d'éclampsie puerpérale, pour sauver la mère et l'enfant ; nous ajouterons les cas de mort apparente ou réelle de la femme ; cas dans lesquels ce mode de délivrance peut suppléer sinon remplacer l'opération césarienne, établie en précepte presque exclusif et dans l'intérêt particulier de l'enfant.

L'accouchement forcé dans ces cas n'est pas chose nouvelle. Il a pris rang dans les préceptes de l'art obstétrical ; mais on a imposé ce moyen de délivrance à des conditions qui en limitent considérablement l'application. Or, plusieurs expérimentations et observations particulières, rigoureusement appréciées et appuyées de considérations d'anatomo-physiologique et d'obstétrique afférentes au sujet, démontreront et prouveront, nous l'espérons, que l'accouchement forcé, par les voies naturelles, peut être opéré avec succès dans les cas indiqués, et sans qu'il soit besoin de tenir rigoureusement compte des contre-indications restrictives qu'on a établies, savoir : l'effacement complet du col de l'utérus; un certain état de dilatation de son orifice; un travail parturitif commencé.

Pour caractériser le sujet que nous traitons et le distinguer de l'accouchement forcé tel qu'il est jusqu'à présent généralement prescrit et compris, nous avons cru devoir remplacer l'ancienne dénomination, par celle d'accouchement par dilatation forcée du col de l'utérus, qui le désigne plus exactement.

Il importe, comme point de départ et de comparaison, de rappeler succinctement l'historique et l'état actuel de la science obstétricale sur ce sujet.

L'accouchement forcé remonte assez haut dans les annales de l'obstétrique. Dès 1608, la femme Bourgeoise, célèbre accoucheuse de l'époque, le pratiquait dans les cas d'hémorrhagies utérines qui menacent l'existence de l'enfant, à une époque plus ou moins avancée de la grossesse.

Plus tard, les accoucheurs ont constaté l'utilité de cette opération passée en précepte dans les cas d'hémorrhagies utérines, et particulièrement de celles occasionnées par l'implantation du placenta sur l'orifice utérin.

Elle a été aussi conseillée et adoptée en cas d'éclampsie qui éclatent plus ou moins près du terme de la grossesse, à l'occasion et pendant le cours du travail parturitif.

Enfin, on l'a conseillée en cas de mort subite de la mère, dans les mêmes circonstances.

Mais on a soumis l'application de ce mode de délivrance artificielle à ces conditions : La souplesse et l'effacement du col; un commencement de dilatation de son orifice; et puis un commencement de travail parturitif.

Ainsi, dit M. Velpeau (1), dans son Traité, résumé complet de

____

(1) Traité complet de l'art des accouchements (1839).

tout ce qui était écrit sur cette matière : « On ne doit avoir recours
« à l'extraction forcée de l'enfant par les voies naturelles, que si
» les parties y sont suffisamment disposées, c'est-à-dire, lorsque
» le col de l'utérus est effacé, souple, que la dilatation est com—
» mencée et est assez sensible.

M. Velpeau n'apporte d'exception à cette règle que pour les cas
d'implantation du placenta sur l'orifice utérin, attendu qu'alors le
col est ordinairement assez mou pour laisser pénétrer la main et se
laisser facilement traverser, ce que nous avions déjà particulièrement remarqué dix ans auparavant (2).

Les mêmes conditions sont aussi pleinement rappelées dans
l'excellente thèse inaugurale de M. Devilliers fils (1839) sur l'opération césarienne.

Il est presque inutile d'ajouter, dit-il, page 20, que dans les cas
de mort apparente, il faudrait s'attacher à ranimer la mère avant
de faire aucune tentative. Il faudrait ensuite « reconnaître, par le
» toucher, la position du fœtus, sentir si la dilatation du col utérin
» est assez sensible pour permettre l'extraction par les voies natu-
» relles et, dans les cas contraires, déterminer le genre d'opération
» qui convient. »

D'après ces citations, qui formulent l'opinion des accoucheurs
passés et modernes, la délivrance par les voies naturelles, l'accouchement forcé, quelle que soit l'absolue nécessité de l'opérer,
serait proscrit toutes les fois que le col utérin n'est pas plus ou
moins souple et complètement effacé, son orifice en voie avancée
de dilatation, et qu'il y ait en un mot un commencement de travail
parturitif.

Ces préceptes sont rappelés sans examen ni discussion dans les
Traités d'accouchement qui se sont succédés coup sur coup depuis
quelques années.

Aussi la haute et unanime autorité qui les impose met-elle trop
souvent les praticiens dans la triste, déplorable, humiliante obli-
gation, dictée par la règle, de rester les bras croisés auprès
d'une femme à l'agonie, attendant anxieusement qu'elle ait exhalé

---

(2) Recherches sur les époques de la grossesse auxquelles se manifestent les pertes
utérines dans les cas d'implantation du placenta sur l'orifice utérin (1825).

son dernier soupir, pour recourir à l'opération césarienne, mais le plus ordinairement trop tard alors, et à plus forte raison, *post mortem* quand des délais souvent inévitables, des oppositions à vaincre auront plus que suffi pour éteindre chez l'enfant un reste d'existence, et ôter ainsi toute chance de la ranimer.. ..

Ces préceptes ne sauraient conserver leur caractère absolu, que, si ces trois propositions étaient incontestablement fondées, savoir :

1° L'accouchement forcé ne peut être obtenu que lorsque les conditions indiquées existent;

2° Hors de là, l'accouchement forcé est impossible;

3° Il ne pourrait être alors obtenu qu'au prix de dangers spéciaux et inévitables.

Eh bien! nous sommes en mesure de nous élever contre ces propositions fondamentales; de rompre ainsi l'espèce de lit de Procuste dans lequel on restreignait l'application de l'accouchement forcé, et de prouver que l'on peut et que l'on doit en étendre les limites, dans l'intérêt de la mère aussi bien que de l'enfant, et pour l'honneur de l'art.

En l'absence de faits qui ne pouvaient être fournis que par des expérimentations pratiques, empêchées, condamnées tacitement par ces préceptes, nous en produisons que nous avons obtenus en secouant le joug commun, mais non sans des considérations qu'un peu de réflexion inspire, et que l'on cherche vainement dans les législateurs d'obstétrique.

Citons d'abord les observations qui témoignent que l'accouchement forcé peut être tenté et opéré avec succès, en dehors des trois conditions prétendues obligatoires : l'effacement complet du col utérin, un certain état ou degré de dilatation de son orifice, le ravail parturitif commencé.

1re OBSERVATION. — *Grossesse près du terme. Éclampsie apoplecti-forme sans travail. Mort. Délivrance par dilatation forcée du col utérin.*

Le 20 janvier 1826, j'étais appelé par Mme Legrand, maîtresse Sage-femme très experte, pour une de ses pensionnaires, rue du Cloître-Saint-Merry, n° 16, à huit heures du matin. Je trouvai une femme de 26 ans qui venait d'expirer. Elle approchait du terme de sa troisième grossesse. Les premiers accouchements avaient été longs, et par douleurs dites de reins. L'avant-veille, après quelques jours de douleurs, de pesanteurs de tête, de tendance à l'assoupissement, elle avait été frappée d'éclampsie apoplecti-forme. Une saignée abondante des anti-spasmodiques avaient échoués. La respiration stertoreuse était lente ; au coma avait succédé depuis quelques heures un état carotique, le râle et la mort....

On avait plusieurs fois exploré et touché, sans trouver le plus léger indice de travail parturitif.

L'opération césarienne était indiquée ; mais en attendant que l'on prît une détermination, que l'on fît les préparatifs, et appelât des confrères, les Drs Durocher et Manceau qui avaient donné des soins à la malade, je pratiquai le toucher. Le col était encore épais de 1 1/2 à 2 centimètres, mais mou. Le doigt pénétra assez facilement d'abord jusqu'à l'orifice interne ; mais enfin il le traversa. L'enfant présentait la tête. J'essayai un deuxième doigt, puis les autres réunis en cône décollant et refoulant les membranes qui se rompirent, avant que la main eût entièrement pénétré. Là, je fus arrêté : je ne me rebutai pas, et, aidé de la Sage-femme et de sa domestique, je plaçai plus convenablement le corps en travers du lit ; je recommençai mes tentatives... J'arrivai enfin, non sans effort, et pus obtenir la version et l'extraction d'un enfant très bien développé, mais privé de vie, et qui n'a pu être ranimé ; un seul des accoucheurs requis arriva quand tout était fini....

Ce premier fait m'avait donné à réfléchir et j'attendais l'occasion de l'utiliser. Elle se présenta trois ans plus tard.

2e OBSERVATION. — *Grossesse à terme. Maladie du cœur arrivée à son dernier terme. Mort. Dilatation forcée et délivrance immédiate par les voies naturelles.*

Le 17 avril 1829, M. le Dr Caen père m'appelait rue Ste-Avoye auprès d'une de ses clientes, israëlite, arrivée au terme de sa première grossesse. C'était une femme de 25 à 26 ans, petite, trapue, fortement organisée, elle était œdématiée, cyanosée, dans un état de suffocation imminente, les extrêmités froides. Elle était arrivée à la période agonisante d'une hypertrophie du cœur. Nous commencions à peine à nous demander ce qu'il y avait à faire et je soulevais la question de l'accouchement forcé quand la malade expira. L'opération césarienne se présentait bien comme moyen le plus prompt et le plus certain. Mais le médecin israëlite, et qui aurait néanmoins sauté la difficulté, opposa la résistance de la famille fondée sur la loi religieuse qui défend de porter l'instrument tranchant sur le cadavre. On consentait seulement à ce que l'on tentât l'accouchement par les voies naturelles. Le cadavre fut mis en position convenable en travers du lit. Le col était aminci, mais mou, ainsi que le segment inférieur de la matrice coiffant la tête de l'enfant; le doigt traversait assez difficilement l'orifice à bords minces et tranchants. Le Dr Caen fit les premières tentatives, mais après être parvenu à introduire trois doigts réunis en cône, il prétendit ne pouvoir aller au-delà... Je fus plus heureux, et, à son grand étonnement, je parvenais dans la cavité utérine et j'opérai la version. La tête, comme je l'avais du reste craint, restant arrêtée au-dessus du détroit supérieur, nous en fîmes promptement raison avec le forceps.

L'enfant, du sexe masculin, ne put être rappelé à la vie, que rendaient incertaine l'absence de signes que nous avions cherché avant l'opération, ainsi que des battements du cordon et du cœur dès que ces parties avaient paru à la vulve...

La mort de la mère étant évidente, nous laissâmes le placenta.

3e OBSERVATION. — *Grossesse de 8 mois 1/2 à 8 mois trois semaines. — Phthisie ; Agonie. — Pas de travail. — Accouchement forcé. — Enfant vivant. — Prolongation de la vie de la mère.*

Le 4 juillet 1840, le Dr Berthier demanda mon concours pour le fait suivant :

Une jeune femme, de 24 ans, primipare enceinte de 8 mois et deux à trois semaines, phthisique par hérédité, arrivée à la dernière période de sa maladie qui avait progressée avec sa grossesse, était en proie aux symptômes annonçant une fin très prochaine : respiration râlante, sueur générale. Et c'est en prévision de cette funeste terminaison qu'on attendait d'un instant à l'autre, que j'étais requis pour procéder à l'opération césarienne, dès que le dernier soupir serait exhalé.

La peau était chaude, le pouls offrait encore assez de plénitude et de résistance, les lèvres colorées n'étaient encore que modérément cyanosées. Je pensai que l'agonie pouvait encore se prolonger quelques heures. Les mouvements de l'enfant apparaissant à la vue, les battements précipités et assez énergiques de son cœur indiquaient qu'il était encore plein de vie... Une question très délicate se présentait. Il y avait eu mariage d'amour; l'apport avait été de charmantes qualités personnelles du côté de la future, et une assez belle position de fortune industrielle du côté du mari. Il avait par contrat, reconnu la moitié de son avoir à sa femme. Son décès sans progéniture devait faire passer cet apport à ses collatéraux, seuls héritiers de son côté. La belle position du survivant était compromise. La naissance d'un enfant eût pu changer les choses de face. On comptait sur l'opération césarienne, que l'on avait acceptée surtout d'après ces considérations... Mais la vie de l'enfant devait probablement être compromise aux dernières heures de l'agonie de la mère, l'opération césarienne n'eût probablement amené qu'un cadavre difficile, impossible de ranimer... Pourquoi ne tenterait-on pas la délivrance par les voies naturelles, pendant que la mère respirait encore et que l'enfant pourrait être amené vivant?.. Sans doute l'opération pouvait hâter la catastrophe... Mais puisque la mort de la femme était inévitable, quelques moments de sacrifice ne seraient-ils pas amplement compensés par les résultats heureux et avantageux de la délivrance; arracher l'enfant à une mort inévitable, assurer son existence, être favorable aux considérations particulières attachées à la viabilité de cet enfant. Le mari, ses père et mère présents, ainsi que deux tantes maternelles de la malade, se rendirent à ces raisons; le médecin les acceptaient, tout en croyant impossible l'opération manuelle, parce que le col de l'utérus n'était pas effacé complètement et qu'il n'y avait pas eu commencement de travail. La tête de l'enfant refoulait le segment inférieur de l'utérus, et faisait saillie au détroit supérieur de même que dans le cas précédent. Nous eûmes d'abord quelque peine à trouver l'orifice au milieu d'un col très exigu, presque effacé et situé en arrière. Néanmoins, l'extrémité du doigt put, après quelques pressions et mouvements en vrille, le traverser; il était serré comme avec une ficelle... En lui imprimant des mouvements de circumduction, il put pénétrer plus avant, et refoulant l'enfant mobile, détacher circulairement les membranes. Je me retirai pour dégourdir le doigt. Je fus remplacé par mon confrère, qui continuant les mouvements, put enfin arriver jusqu'à la base des doigts réunis en cône autour du pouce, mais les membranes rompues, il fut arrêté par la résistance qu'il éprouva. Je le relevai à mon tour. La dilatation fut assez difficile à obtenir. La main fatiguée, je dus réitérer trois ou quatre fois les tentatives : mais à de courts intervalles, et après 15 à 20 minutes, j'amenais un enfant chétif, chez lequel la respiration s'établit incomplètement, et qui offrait des signes de persistance du trou de botal. Néanmoins, il vécut neuf jours. Les contractions utérines s'étaient éveillées au moment de la version. L'extraction du placenta suivit de près et très facilement. Il y eut peu de sang de perdu. Et la mère, que nous nous attendions à voir s'éteindre au milieu de toutes ces manœuvres, sembla au contraire se ranimer; sa respiration était plus libre, moins haute, moins râleuse. La cyanose labiale était remplacée par une décoloration quelque peu rosée, et la vie se prolongea jusqu'au cinquième jour...

Remarque. — Voici donc trois faits dans lesquels l'opération césarienne se présentait d'après les préceptes adoptés comme seule ressource possible, comme seul ancre de salut pour l'enfant. Elle était surtout indiquée pour le 2e fait; mais les obstacles à l'emploi de ce moyen dans le 2e, et pour le 1er les dangers qu'entraîneraient pour l'enfant la perte d'un temps précieux, nous ont inspiré l'idée de tenter la délivrance par les voies naturelles. La dilatation forcée du col de l'utérus a pu être obtenue, et la délivrance opérée, bien que les parties ne fussent pas dans les conditions données comme *sine qua non* de l'application de cette opération.

Elle a été sans résultats favorables pour la mère et l'enfant, dans les deux premiers cas, mais ils ont donné tout ce que l'on pouvait désirer dans le troisième. Dans tous, et malgré l'énergie de nos efforts contre la résistance du col utérin, aucune déchirure ou rupture n'a été produite, et chez la survivante aucun accident;

grâce probablement aux précautions opératoires que nous avions prises, et sur lesquelles on ne saurait trop insister comme règle de conduite en pareille occurence, comme généralement dans tout accouchement manuel ou instrumental.

Nous n'aurons, il est vrai, rien à proposer de nouveau pour le procédé, que les traités d'obstétrique indiquent, mais sur lesquels on ne saurait trop insister.

Sur quoi a-t-on fondé les déplorables restrictions imposées à l'accouchement forcé? On chercherait vainement dans les Traités d'obstétrique, du reste si complets, qui depuis quelques années ont surabondamment enrichi nos annales modernes, des motifs sérieux et irréfutables, comme des observations ou expérimentations contradictoires, ou des démonstrations théoriques. Tous se taisent ou à peu près sur ces bases importantes des préceptes absolus qu'ils indiquent...

Essayons de suppléer à ce fâcheux oubli, en exposant les objections qui ont dû se présenter, comme contre-indication de l'emploi de la délivrance par la dilatation forcée du col de l'utérus, hors les conditions restrictives établies.

Ces objections peuvent se traduire en ces deux propositions :

1° La dilatation artificielle du col de l'utérus est impossible, ou plus ou moins impraticable, lorsque le col de l'utérus n'est pas complètement effacé, que l'orifice ne présente pas un certain degré de dilatation, et que le travail parturitif n'est pas commencé...

2° La dilatation forcée expose, hors ces conditions, à des dangers qui ne pourraient être que la déchirure ou la rupture du col utérin, une hémorrhagie mortelle, ou une métro-péritonite résultant des violences exercées sur l'organe.

1re Objection. — *Opération impraticable.*

A-t-on tenté cette opération? Et comment? Il y a sans doute des résistances à vaincre? A-t-on assez courageusement, patiemment, fortement cherché à les surmonter? Ne s'est-on pas trop tôt arrêté aux premières difficultés ou par crainte exagérée, légitimée par les préceptes? On peut dire que s'il y a eu auparavant quelques expérimentations qui ont échappé à nos recherches, elles ont dû être incomplètes, et surtout sans signification, sans valeur pour la question.

Les trois observations qui forment la base de ce Mémoire témoignent de la possibilité d'opérer la dilatation du col, de pénétrer dans l'utérus, d'opérer la délivrance, même dans les circonstances supposées contradictoires de ce mode d'accouchement.

Dans ces faits, le col de l'utérus et son orifice offraient les dispositions que ces parties présentent assez souvent aux dernières évolutions de la grossesse, et avant tout travail parturitif. Chez les deux primipares, le col était presque effacé, et l'orifice marqué par une dépression qui admettait, en persistant un peu, la pulpe du doigt. Cet état du col et de l'orifice, vers la fin de la grossesse plus ou moins avant son terme, est plus commun qu'on ne paraît le croire. Peut-être est-ce là une des causes de la fréquence des accouchements avant terme bien plus fréquents que dans les grossesses suivantes. Chez la femme à sa troisième grossesse, le col était encore épais et saillant mais mou, laissant assez facilement pénétrer le doigt jusqu'à l'orifice utérin, mais cédant également à la pression graduelle du doigt. On doit considérer cette pénétration du doigt comme la difficulté spéciale, en l'espèce, de l'opération de l'accouchement forcé. Nous la croyons praticable dans beaucoup plus de cas qu'on ne paraît le croire, d'après nos observations, essais, tentatives et expérimentations, par des pressions graduées, des mouvements de circumduction successifs. Cette première difficulté vaincue, on rentre dans les conditions des accouchements forcés, quand l'orifice utérin a déjà subi, par le travail parturitif, un certain degré de dilatation. Que celle-ci soit naturelle ou artificiellement produite, les résistances ultérieures qui proviennent particulièrement du segment inférieur de la matrice sont les mêmes dans les deux cas. Et même, s'il y a avantage, c'est incontestablement en faveur de l'opération pratiquée en dehors de tout travail parturitif. Ici, on n'a à vaincre que la résistance passive de tissu, tandis qu'elle est activement décuplée par les contractions du travail parturitif. Cette différence étend ses favorables conséquences aux manœuvres que nécessiteront la version de l'enfant.

Au reste, en admettant une résistance absolue aux tentatives et efforts de dilatation de l'orifice utérin, on aurait la ressource des scarifications ou incisions de ses bords, comme on les pratique avec succès et sans danger dans l'accouchement ordinaire, lorsque les efforts d'expulsion étant impuissants, il importe pour ménager la mère et dans l'intérêt de l'enfant, de hâter la délivrance.

Le col utérin franchi, on n'a plus qu'à terminer l'accouchement comme dans les cas ordinaires de version.

Il importe, pour favoriser l'accouchement forcé, et préserver des dangers, de suivre rigoureusement les règles de précautions indiquées dans tout accouchement laborieux, artificiel, manuel ou instrumental, et que nous rappellerons sommairement.

Préparer les parties : Dilatation préalable de la vulve par pressions douces, écartement à l'instar de celui que l'on opère pour les fissures du rectum, mais graduellement et sans violence. — Plonger la main graissée, les doigts réunis en cône, jusque dans la cavité vaginale, puis la retirer en écartant les doigts ou les fermant en poing. Il suffit de réitérer cette manœuvre coup sur coup deux ou trois fois, pour obtenir l'assouplissement des tissus et une dilation ou dilatabilité qui favoriseront les manœuvres suivantes, et les dernières périodes de l'accouchement.

Mêmes manœuvres relativement au col de l'utérus. Mais de plus, dans les cas d'accouchement forcé, il faut d'abord ménager les membranes que l'on décolle circulairement, à mesure que l'on pénètre dans l'utérus... Au reste, la rupture et l'écoulement des eaux n'ont pas ici les mêmes inconvénients pour les manœuvres ultérieures, que quand on opère pendant le travail parturitif. Nous en avons rappelé plus haut les raisons.

Pendant toutes ces manœuvres, faire soutenir la matrice par des aides, pour fixer cet organe mobile, et surtout empêcher un refoulement qui, en tendant outre mesure le vagin, exposerait à la rupture au pourtour de son insertion avec le col utérin. Cet accident, d'après mes observations, arriverait bien plus communément qu'on ne le pense ou qu'on ne l'avoue, dans les accouchements artificiels, manuels ou par instruments. Depuis la publication de notre *Traité des ruptures utérines*, nous l'avons constaté deux fois chez des femmes mortes, plus ou moins immédiatement.

après des délivrances de ce genre, et deux fois chez des femmes qui avaient été soumises sans succès à des tentatives de version fœtale que, appelé en consultation, nous fûmes assez heureux d'obtenir; chez l'une, la déchirure occupait près de la moitié de la circonférence vagino-cervicale; nous dûmes refouler les intestins qui se reprécipitèrent de nouveau sans pouvoir être maintenus après la délivrance. La femme succomba avant qu'on eût pu extraire le placenta. La rupture, dans l'autre cas, n'était que de 2 pouces à 2 pouces 1/2 : elle permettait au doigt explorateur de toucher à nu les intestins... Après l'accouchement, ses dimensions se réduisirent, et la malade se rétablit sans autres accidents.

2e OBJECTION. — Dangers de l'accouchement forcé, hors le temps de travail parturitif.

Ces dangers n'ont rien de spéciaux en l'espèce. Le plus immédiat et le plus grand serait la rupture des attaches du col de l'utérus au vagin. — Nous venons de dire comment on peut la prévenir.

La rupture verticale du col, que nous avons aussi plusieurs fois reconnue, après des accouchements artificiels ordinaires, de fausses manœuvres, etc., est d'abord bien moins imminente dans l'accouchement forcé opéré en l'absence du travail parturitif. On sait que ces déchirures en détruisant la résistance du col de l'utérus, pas plus que les incisions pratiquées dans ce but, ont peu de gravité, à moins qu'elles ne s'étendent assez haut aux parois de la matrice pour donner passage à l'enfant dans la cavité abdominale. Mais dans ces cas, la présence de la main près des parties lésées, et qui peut saisir l'enfant, peut prévenir cette chute. Généralement le retrait ultérieur de l'organe réduit ces plaies plus ou moins profondes en d'insignifiantes fissures.

Les hémorrhagies ne sont ni autres, ni autrement dangereuses par l'accouchement forcé, avec ou sans rupture du col utérin, que celles provenant des mêmes sources et causes de tout accouchement artificiel.

On peut en dire de même de l'inflammation que peuvent provoquer consécutivement les violences exercées sur la matrice et son col principalement; d'ailleurs, la métro-péritonite traumatique qui en résulte n'a par elle-même que peu de gravité.

Ces objections d'ailleurs se rattachent seulement aux cas où l'on opère sur la femme en vie. Toutes ou la plupart tombent devant le cadavre ou en cas de mort simplement apparente...

CONCLUSIONS.

1° L'accouchement forcé par les voies naturelles est très souvent praticable, même en dehors du travail de l'enfantement.

2° Le col utérin aminci comme chez les primipares, ou épais et plutôt congestionné qu'hypertrophié chez les femmes qui ont eu déjà des enfants, n'offre pas, dans un assez grand nombre de cas, de résistance insurmontable aux tentatives de dilatation.

3° La résistance n'est guère plus considérable que lorsqu'on opère au début d'un travail d'enfantement, avec commencement de dilatation du col. Elle n'a pas contre elle dans ce cas d'accouchement pratiqué hors du travail parturitif, le plus ou moins insurmontable concours de la résistance active, que la contraction donne aux parois utérines.

4° L'accouchement par dilatation forcée du col de l'utérus peut et doit être tenté, dans les cas où il importe pour la conservation de l'enfant ou l'intérêt de la mère de provoquer et obtenir la délivrance immédiate, en l'absence de tout travail parturitif commencé.

5° Opéré sur le vivant, l'accouchement forcé n'expose à aucun autre danger, ni plus que tout accouchement artificiel, manuel ou instrumental.

Malgré les avantages incontestables que présente ce mode de délivrance, particulièrement et relativement à la femme, et quoiqu'il soit exempt des inconvénients attachés à l'opération césarienne, on ne saurait mettre en parallèle les deux modes de délivrance, relativement au but principal, sauver l'enfant dont la vie est compromise et qui va s'éteindre dans le sein de la mère. L'opération césarienne a sans contredit une prééminence considérable par la facilité, la promptitude de son exécution, et parce qu'elle respecte l'enfant, auquel elle ne porte pas la plus légère atteinte; tandis que dans l'accouchement forcé, les manœuvres pour préparer les voies, perdent un temps précieux, et les violences exercées sur l'enfant par la version, ou la compression et traction par le forceps, peuvent ou le tuer, ou éteindre l'étincelle de vie qui l'anime encore.

Mais, la discussion soulevée, l'Académie de Médecine le rappelle, les chances de l'opération césarienne qui dépendent en grande partie de l'extemporanéité de son application, perdent leurs heureux avantages par les délais regrettables qu'impose l'indécision de son emploi, en cas de mort apparente; l'adhésion de la famille; l'appel et la réunion de confrères, les préparatifs opératoires, etc.; or, dans les cas où ces contre-temps paraissent devoir être insurmontables, ou se prolonger, les tentatives d'accouchement forcé pourraient être faites, fût-ce en désespoir de cause.

La question change quand la femme est encore vivante; arrivée au terme fatal d'une maladie qui va la frapper de mort, elle et l'enfant qu'elle porte, si on ne se hâte de lui donner l'existence; on peut alors reculer devant l'opération césarienne, par la crainte de porter le couteau sur une femme vivante, de s'exposer à être accusé d'avoir hâté la mort, de l'avoir provoquée, surtout quand à côté de l'intérêt personnel se dressent des intérêts de succession, comme dans notre troisième observation.

Nous nous sommes trouvé en circonstances analogues, dans un cas qui ne diffère du précédent cité qu'en ce qu'il y avait commencement de travail et de dilatation, avec effacement du col.

C'était aussi une primipare; la jeune femme (24 ans), comptait encore une quinzaine de jours à trois semaines pour être au terme de sa grosesse; mais la phthysie pulmonaire, qui ne s'était dévoilée qu'au début et avait progressé avec elle, était à sa dernière période. Diarrhée colliquative, sueurs nocturnes, respiration râleuse, pouls très-fréquents et petits, battements précipités du cœur. Les eaux s'étaient écoulées spontanément, et, quelques heures après, des douleurs annonçaient le travail. M. le Docteur Dondaine, l'accoucheur, déclare que la malade n'a plus que quelques heures à vivre; le travail semble s'arrêter, et il est à craindre que la mort n'arrive avant qu'il ne se termine; et, comme il y a un double intérêt à avoir un enfant vivant, à cause des droits de succession, on se décide à recourir à l'opération césarienne, dès que la malheureuse mère aura cessé d'exister. Appelé par mon honorable confrère pour être présent et l'assister au moment attendu, je soulevai la question d'accouchement forcé immédiat, appuyé des faits précédents que je citai. L'enfant donnait les signes les plus manifestes de vie ; en attendant, elle pouvait s'échapper avec celle de la mère, et l'opération césarienne arriver trop tard. L'accouchement forcé, immédiat, offrait peu d'inconvénients pour la mère, en l'état où elle était. Mon opinion accueillie et acceptée, nous procédons à la délivrance, et obtenons l'extraction par version d'un enfant qui, après quelques minutes d'état asphyxique, put être ranimé. Il était peu développé, délicat ; il faiblit de plus en plus et mourut après quelques heures. La mère, comme ranimée, survécut une huitaine de jours.

La question qui nous occupe n'est pas, comme on le voit, sans importance au point de vue de la médecine légale. Elle mériterait particulièrement, sous ce rapport, d'être plus amplement discutée et constatée. Nous appellons sur elle l'attention des législateurs en obstétrique.

Au point de vue religieux, le mode d'accouchement par dilatation forcée du col de l'utérus, peut satisfaire les plus scrupuleuses exigences en permettant l'ondoiement de l'enfant dès avant que son existence soit exposée ou compromise.

Paris. Typ. JULES-JUTEAU & Cie, r. St-Denis, 341.